MARCO ANTONIO QUIROZ AGUILAR
FERNADO AXIEL RODRÍGUEZ FILIO
JORGE FERNANDO MENDEZ GALVÁN

Repercusiones en el estado de nutrición de la niñez a la adolescencia

MARCO ANTONIO QUIROZ AGUILAR
FERNADO AXIEL RODRÍGUEZ FILIO
JORGE FERNANDO MENDEZ GALVÁN

Repercusiones en el estado de nutrición de la niñez a la adolescencia

Asociación entre el estado de nutrición en preescolares y la adolescencia en localidades rurales del Estado de México

Editorial Académica Española

Imprint
Any brand names and product names mentioned in this book are subject to trademark, brand or patent protection and are trademarks or registered trademarks of their respective holders. The use of brand names, product names, common names, trade names, product descriptions etc. even without a particular marking in this work is in no way to be construed to mean that such names may be regarded as unrestricted in respect of trademark and brand protection legislation and could thus be used by anyone.

Cover image: www.ingimage.com

Publisher:
Editorial Académica Española
is a trademark of
Dodo Books Indian Ocean Ltd. and OmniScriptum S.R.L publishing group

120 High Road, East Finchley, London, N2 9ED, United Kingdom
Str. Armeneasca 28/1, office 1, Chisinau MD-2012, Republic of Moldova, Europe
Managing Directors: Ieva Konstantinova, Victoria Ursu
info@omniscriptum.com

Printed at: see last page
ISBN: 978-620-0-01590-7

Asociación entre el estado de nutrición en preescolares y la adolescencia en localidades rurales del Estado de México, 2002 - 2022.

Autores:
Dr. QUIROZ AGUILAR MARCO ANTONIO
Dr. RODRÍGUEZ FILIO FERNADO AXIEL
Dr. MENDEZ GALVÁN JORGE FERNANDO

Ciudad de México 28 de noviembre 2024

AGRADECIMIENTOS

A Antúnez Reza María de los Ángeles, Moreno Beltrán Luz Angélica, Flores Salvador Monserrat, Sandoval Cerón Mariana, Moyao Morales Elideth, Alonso Delinea Yuridia, Bello Juárez Karen Adylene, Salgado Juárez Edwin Jair, P. Lic. Nut. Juárez Cervantes Erick Jaziel, estudiantes del Centro Regional de Estudios Superiores Zona Norte (CRES ZN) de la Universidad Autónoma de Guerrero (UAGro) quienes mostraron un gran compromiso en el levantamiento de la información para esta tesis; además de la Escuela Superior de Acapulco (UAGro) a la Lic. N. C. A. Ramírez Torres María Monserrat. A la M. en C. S. De Sales Millán Amapola de la Universidad Autónoma Metropolitana (UAM), al Lic. En Nut. De Sales Millán Carlos Antonio de UNITEC, a Herrera Rodríguez Daniela Aylin, Trillo Salinas Mónica Yamileth y Morales Gómez José Agustín de UNITEC-MARINA. A la LN esp. Ped. Buendía Alemán Nidia Alejandra de la Universidad del Valle de México (UVM). A Trinidad Gil Adriana, Gil Santiago Rosa y Trinidad Gil María Concepción del Consejo Nacional de Fomento Educativo (CONAFE) y a L.S.I. Sánchez Cayetano Luz María de la Intercultural del Estado de México.

Sin todas ellas y ellos este trabajo hubiera sido imposible realizarse, por lo cual estamos infinitamente agradecidos, contentos y esperamos haber sumado a sus experiencias de vida y académica un granito de arena. Estén seguros que su trabajo rindió frutos.

Por supuesto que a nuestra familias, amigos y amigas cercanas que nos alentaron a continuar en este proceso.

Con cariño, Marco y Axiel.

RESUMEN

Debido a las altas prevalencias de sobrepeso y obesidad en edad adolescente en nuestro país, se han hecho diferentes estudios desde la perspectiva de factores de riesgo (tipo de localidad de residencia, condiciones de bienestar, antecedentes familiares de obesidad, actividad física, tiempo frente a pantalla), con este estudio se plantea evaluar el estado de nutrición y condiciones socioeconómicas en la edad adolescente y compararlo con el estado de nutrición que presentaban en edad preescolar en población de localidades rurales del Estado de México. Se realizó un estudio observacional transversal retrospectivo, se incluyeron 515 niños y niñas de 27 localidades distribuidas en tres municipios del Estado de México de un universo de muestra de 1740 preescolares, de quienes se tenían al menos dos datos antropométricos de peso y talla medida entre los años 2002 – 2009. Para las mediciones finales se trabajó con adolescentes que tenían entre 12 y 16 años de edad, que estuviera presente padres, madres o tutores y se obtuvieron los siguientes datos: identificación, características de la vivienda, recursos para la alimentación familiar, datos generales de los padres, información postnatal del adolescente y datos antropométricos. Los resultados más relevantes encontrados fueron que durante los primeros años de edad el 47.8% presento <2 D.E. en desnutrición con el indicador talla para la edad, mientras que 20.2% tiene sobrepeso u obesidad de acuerdo al IMC/E, en adolescentes el 21.2% presenta talla baja (<2 D.E.); de acuerdo al IMC/E el 27.2% tiene sobrepeso más obesidad, con respecto a las extremidades inferiores 17.9% son braquiesquélicos y 30.9% con un índice cintura talla en la categoría de riesgo, el promedio de hijos nacidos vivos en las familias entrevistadas es 5; 12.9% de los adolescentes presentó bajo peso al nacer y el promedio de ingreso semanal familiar es de 894.00 pesos. Si existe una relación significativa $P<0.05$ al comparar las tallas en ambas edades. Aunque el estado de nutrición en la infancia tiene una asociación mayor en los posibles efectos sobre la talla para la edad adolescente que el IMC/E, la talla baja y extremidades cortas se asocia a sobrepeso y obesidad en la edad adolescente, mientras que el índice cintura talla aceptable disminuye la probabilidad de presentar sobrepeso y obesidad. Hace falta estudiar la dieta actual del adolescente, para saber el efecto que tiene en el estado de nutrición que presentan, así como datos pre-post natales y socioeconómicos en la edad preescolar, se requiere que la vigilancia nutricional tenga la capacidad de recopilar información más especifica que permita entender de mejor manera las condiciones en que se desarrollan los niños y tener la posibilidad de intervenir de forma positiva en el ciclo salud y pobreza. Es de vital importancia la creación de políticas públicas que garanticen la salud materna y perinatal, planificación familiar, y mejorar el ingreso de las familias en las comunidades rurales del país con el objeto de disminuir la talla baja en la edad preescolar, el sobrepeso y obesidad en la adolescencia y las enfermedades crónico no degenerativas en la edad adulta.

ÍNDICE

CAPITULO 1

CONSTRUCCIÓN DEL PROBLEMA

1.1 Antecedentes

En 1990 David Barker relacionó el retraso del crecimiento intrauterino, el bajo peso al nacer y el nacimiento prematuro con la hipertensión arterial, enfermedad coronaria y la diabetes no insulinodependiente en la mediana edad. El crecimiento y desarrollo del feto está determinado por tres factores: el estado de nutrición de la embarazada, la función placentaria y la capacidad del feto para utilizar los nutrientes. Una agresión in útero podría producir una programación anormal de los sistemas y expresarse en la vida del individuo (Moreno-Villares & Dalmau, 2001).

Estudios han demostrado que la desregulación en la disponibilidad de sustratos energéticos, tanto en la vida prenatal como postnatal, predisponen al desarrollo de procesos de adaptación metabólica y hormonal que persisten a lo largo de la vida y que se relacionan con el desarrollo de enfermedades crónico-degenerativas. La obesidad se ha relacionado con procesos mórbidos que se establecen desde un ambiente intrauterino adverso, ya sea por una insuficiencia placentaria que ocasione el desarrollo de procesos de adaptación que suelen persistir a lo largo de la vida postnatal (Garibay-Nieto & Miranda-Lora, 2008).

Los sujetos que han desarrollado retraso intrauterino del crecimiento (RIUC) tienden a manifestar un índice de masa corporal (IMC) inferior al de aquellos que tuvieron un mayor peso al nacer, sin embargo, tienden a presentar una acumulación del tejido adiposo de predominio central y visceral, con una disminución muy significativa de la masa muscular que se hace evidente a partir de la pubertad (Garibay-Nieto & Miranda-Lora, 2008).

Un estudio realizado en una zona urbana de Brasil mostró que la talla al nacer, la talla alcanzada en la infancia y particularmente la velocidad de crecimiento rápida desde el nacimiento a los 20 meses de edad presenta asociación con el aumento de la prevalencia de sobrepeso y obesidad en la adolescencia (Monteiro et al., 2003).

Un estudio en población rural del Estado de Oaxaca muestra aumentos seculares significativos en la estatura, la estatura sentada y la longitud estimada de las piernas de niños y adolescentes entre 1978 y 2000, y aunque no se especifica cuales cambios contribuyeron al crecimiento, sugieren que las mejoras en las condiciones de salud, nutrición y vida a lo largo de 20 años, son las causas que contribuyeron a estas ganancias seculares en el crecimiento (Malina R. M. et al., 2004).

Se ha observado que la influencia del peso materno determina la relación del peso al nacer en el recién nacido y el subsecuente IMC, lo cual está en relación al incremento del aporte de substratos energéticos en el binomio. Los factores de riesgo prenatales, tales como la edad de la madre, la paridad, la incidencia de preeclampsia, el tabaquismo, el nivel socioeconómico y la obesidad, son todos condicionantes de alteraciones en el metabolismo y tolerancia a la glucosa y obesidad en su descendencia (Garibay-Nieto & Miranda-Lora, 2008a).

Sobre la lactancia materna se sabe que es un factor protector para la incidencia de obesidad en lactantes, estos niños muestran una menor ganancia de peso y grasa corporal, se sugiere que podría proteger contra la obesidad infantil y sus comorbilidades asociadas en la vida adulta (Garibay-Nieto & Miranda-Lora, 2008), (Labraña et al., 2020).

Además, entre la pobreza y la mala salud existe una relación bidireccional en cuanto a causalidad se refiere, la pobreza provoca mala salud y la mala salud mantiene la pobreza. Los individuos o familias con escasos ingresos, con poco o nulo acceso, disponibilidad o mala calidad de servicios de salud, tendrán malas prácticas sanitarias y dietéticas no saludables, lo cual los llevará a malos resultados en su estado de salud, alimentación y multiparidad, estas condiciones resultan en salarios desdeñables, mayor vulnerabilidad a enfermedades, mayores costos en atención sanitaria y así se continua el ciclo de la salud y la pobreza (Wagstaff, 2002).

Entonces se sabe que el crecimiento infantil no siempre es lineal, y cuando hay un déficit en éste, para demostrar la restauración del mismo se tendrían que cumplir 4 criterios: primero conocer la condición que inhibió el crecimiento, segundo conocer la velocidad con la que se redujo, tercero existir una etapa de alivio o composición de la condición de inhibición y finalmente, que exista una velocidad de crecimiento superior a la normal en un periodo posterior (Frongillo et al., 2019).

1.2 Planteamiento del Problema.

La desnutrición crónica en preescolares sigue siendo un problema de salud pública en México, el descenso que se venía presentando se vio interrumpido con los datos arrojados por la Encuesta Nacional de Salud y Nutrición 2018-19 (ENSANUT 2018-19). La prevalencia nacional en 2012 fue de 13.6% y para el 2018-19 de 14.2% (Cuevas-Nasu et al., 2021). En las comunidades rurales de México el 17.5% de niños menores de cinco años presenta baja talla (Shamah, 2018). Los factores de asociación con talla baja en niños menores de cinco años, se estudiaron dividiendo a la población en menores de 24 meses y de 24 a 59 meses, y los factores fueron agrupados en tres bloques; hogar y geográficos, maternos e individuales. Con respecto a los factores geográficos las prevalencias observadas en el medio rural en los menores de 24 meses fueron de las más altas (18.0%), y en la región sur del país (18.7%) para cada uno de los grupos de edad, estas son localidades de alta marginalidad y pertenecen al tercil económico más bajo. Según los factores maternos, fue mayor la prevalencia en hijos de madres indígenas 30.2% y 27.3% para cada grupo de edad respectivamente, además son madres de baja escolaridad. Y en los factores individuales, 30.3% de los niños menores a 24 meses no cuentan con una diversidad en su dieta y presentan desnutrición crónica, hay presencia también de inseguridad alimentaria moderada y severa. El 22.9% presenta talla baja cuando tienen anemia (Cuevas-Nasu et al., 2021).

La presencia de sobrepeso y obesidad en adolescentes alcanza 38.4%. En medio rural, la prevalencia reportada en mujeres con sobrepeso es de 24.4% y obesidad del

14.0%, para hombres se observó una prevalencia de sobrepeso de 17.6% y obesidad del 13.2% (Shamah, 2018). Se han estudiado factores de riesgo asociados a sobrepeso y obesidad en adolescentes de entre 12 y 19 años de edad, el sobrepeso y obesidad en la madre, mayor tiempo frente a la pantalla, índice de bienestar medio (características de la vivienda, posesión de bienes y servicios en el hogar), así como cuando el porcentaje de energía consumida proviene de azúcares libres y el incremento en el consumo de proteína, tuvieron asociación con sobrepeso y obesidad en la adolescencia. El hecho de ser un estudio transversal no le permite inferir causalidad (Shamah & Rivera, 2020).

Chávez denunciaba que hay quienes apoyan la hipótesis de que un niño que cursó desnutrición moderada a temprana edad, solo perderá talla, y en la edad adulta tendrá una "cicatriz" que lo hará <pequeño pero sano>, entrará en equilibrio, requerirá menos comida, afirman que su subdesarrollo mental y social es más de índole cultural que funcional y podrá llegar a ser buen trabajador agrícola (Chávez & Muñoz, 2007). Contrario a esa hipótesis, se sabe que la desnutrición infantil afecta la supervivencia, se asocia a distintas deficiencias funcionales, como el desarrollo muscular, óseo e inmunológico, y afecta sus capacidades cognitivas e intelectuales (Chávez & Muñoz, 2007), (UNICEF, 2019).

La desnutrición infantil obliga al niño afectado a buscar estabilidad fisiológica (homeorresis) como medida de defensa, con lo que sacrifica talla para continuar su desarrollo, comparado con niños de la misma edad y grupo étnico que no han presentado dicha condición; este equilibrio no permite que las características orgánicas y funcionales sean normales (Chávez & Muñoz, 2007), (Cravioto, 2003). En comunidades rurales, el estudio "Efecto de la desnutrición sobre el desarrollo neurointegrativo del niño" asocia positivamente el bajo nivel de educación de la madre con la talla baja de su niño (Cravioto, 2003).

Con respecto a los cambios en las dimensiones del cuerpo se sabe que hay una relación mayor del segmento corporal superior en comparación con el inferior, ya que el cartílago de crecimiento requiere mucha energía, la falta de energía afecta el crecimiento de los huesos largos, esta diferencia permanece toda la vida por lo que en teoría podría medirse en cualquier etapa de la vida, pero no existen estándares de referencia. La disminución de secreción de hormona de crecimiento también se ve disminuida en la desnutrición grave, lo cual se suma a la deficiencia en el crecimiento físico (Chávez & Muñoz, 2007).

Existen dos perspectivas referentes a las ventanas críticas para realizar intervenciones nutricionales con el objetivo de evitar el retraso del crecimiento, por un lado (Prentice et al., 2013) mencionan que existe una fase de crecimiento puberal extendida, es decir, la altura puede tener una recuperación sustancial entre los 24 meses y la infancia media incluso en ausencia de intervenciones nutricionales, por otro lado (Leroy et al., 2013) refutan comentando que no existe la evidencia necesaria para pensar que esto suceda después de los 24 meses de edad en poblaciones con retraso en el crecimiento en países de ingresos bajos y medianos.

La ganancia rápida de peso en la etapa neonatal y de lactancia, es un factor de riesgo para el incremento de la adiposidad y de la obesidad en la niñez y en la edad adulta. En pacientes pretérmino, se encontró que el crecimiento postnatal temprano (primeros tres meses de vida), y en menor grado el tardío, se asocia con mayor porcentaje de grasa corporal, grasa abdominal e IMC a los 19 años de edad. En un estudio de cohorte, se encontró que el período entre el nacimiento y la primera semana de vida es potencialmente crítico para el desarrollo de obesidad, encontrando que la ganancia de peso en esta etapa se asocia fuertemente con sobrepeso en la edad adulta (Garibay-Nieto & Miranda-Lora, 2008).

Recuperar el crecimiento, implica además de eliminar la o las condiciones inhibidoras y la ganancia más alta de lo normal de la velocidad de crecimiento, mejorar las condiciones en que los niños crecen, se desarrollan en edad escolar y adolescente (Frongillo et al., 2019).

El crecimiento rápido nos lleva a un “dilema de recuperación”, podría resultar beneficioso a corto plazo, pues reduce la morbi-mortalidad infantil, pero riesgoso a largo plazo por la presencia de enfermedades crónico no transmisibles en la vida adulta (Monteiro et al., 2003).

1.2.1 Pregunta de investigación

¿Existe relación entre el estado de nutrición de los adolescentes con el estado de nutrición que presentaron en edad preescolar?

1.3 Justificación

La evaluación antropométrica mide las dimensiones y composición global del cuerpo humano, variables que son afectadas por la nutrición durante el ciclo de vida. Los indicadores antropométricos miden el crecimiento físico del niño y del adolescente a partir de la determinación de la masa corporal total y de la composición corporal tanto en la salud como en la enfermedad (Ravasco et al., 2010).

Debido a las altas prevalencias de sobrepeso y obesidad en edad adolescente en nuestro país, consideramos importante evaluar la predisposición a este problema de salud pública con respecto al estado de nutrición en edad preescolar, se han hecho estudios referentes a este tema desde la perspectiva de factores de riesgo (tipo de localidad de residencia, condiciones de bienestar, antecedentes familiares de obesidad, actividad física, tiempo frente a pantalla), con este estudio se pretende abordar la asociación del estado de nutrición en la primera infancia y el efecto que éste tiene en la adolescencia.

1.4 Objetivos

1.4.1 Objetivo general

Evaluar el estado de nutrición y condiciones socioeconómicas en la edad adolescente y compararlo con el estado de nutrición que presentaban en edad preescolar en población de localidades rurales del Estado de México.

1.4.2 Objetivos específicos

Medir y clasificar el estado de nutrición en la primera infancia y adolescencia

Comparar el estado de nutrición en la primera infancia vs. el estado de nutrición en la adolescencia.

Evaluar variables asociadas al estado de nutrición.

1.5 Hipótesis

Existe asociación entre el estado de nutrición de la infancia y la adolescencia.

CAPITULO 2

METODOLOGÍA

2.1 Material y métodos

2.1.1 Tipo de estudio

Estudio observacional transversal retrospectivo.

2.1.2 Descripción de la cohorte

Se incluyeron niños y niñas de 27 localidades distribuidas en tres municipios (San José del Rincón, San Felipe del Progreso y Villa Victoria). El universo de estudio fueron 1740 niños, de quienes se tenían al menos dos datos antropométricos de peso y talla medida entre los años 2002 – 2009, es decir, cuando tenían entre 0 y 5 años de edad.

Para las mediciones finales se trabajó con una muestra de 535 adolescentes que tenían para este momento entre 12 y 16 años de edad, quienes representan el 30.7% del universo de estudio a quienes se les encuesto y se obtuvieron los siguientes datos: identificación, características de la vivienda, recursos para la alimentación familiar, datos generales de los padres, información postnatal del adolescente y datos antropométricos.

2.1.3 Recolección de la información

El trabajo de campo para el levantamiento de la encuesta y antropometría lo llevaron a cabo estudiantes y personal de la licenciatura en nutrición de la Universidad

Autónoma de Guerrero, Universidad Tecnológica y Universidad del Valle de Toluca, quienes fueron previamente capacitados y estandarizados. Para la obtención de datos en la encuesta se hicieron visitas domiciliarias a las madres, padres o algún adulto que supiera toda la información referente a las condiciones económicas y de alimentación del adolescente.

2.1.4 Variables de estudio

Las variables de estudio fueron recolectadas a través de la encuesta en el momento de la visita (Anexo 1). Se pidió la firma de la carta de consentimiento (Anexo 2) y la carta de asentamiento (Anexo 3). En caso de que el adolescente no se encontrara en ese momento en el hogar se regresaba posteriormente a realizar las mediciones.

2.1.4.1 Módulos de la encuesta

Los aspectos considerados para obtener la información y cumplir con los objetivos de esta investigación, conformaron los distintos módulos y variables de la encuesta, los cuales se enlistan a continuación:

1. Datos de identificación: Municipio, localidad, número identificador y fecha de visita.
2. Identificación del adolescente: Nombre del entrevistado, nombre del adolescente, CURP, fecha de nacimiento y sexo.
3. Características de la vivienda: Materiales usados en la construcción, número de cuartos, separación de cocina, ventilación, presencia de animales, energía

eléctrica, fuente de calor para cocinar, fuente de abastecimiento de agua, disposición de excretas, disposición de la basura, propiedad de la vivienda y posesión de bienes.

4. Recursos para la alimentación familiar: Gasto semanal en alimentos, participación en programas de asistencia alimentaria, crianza de animales para la alimentación, cultivo de alimentos en casa.
5. Datos generales de los padres del adolescente: Edad, números de hijos, estado civil, idioma, seguridad social, escolaridad de madre, padre y adolescente.
6. Información postnatal del adolescente: Gestación, peso al nacer, alimentación al seno materno y alimentación complementaria.

2.1.4.2. Antropometría

Se consideraron las siguientes medidas antropométricas, peso, talla, talla sentado y circunferencia de cintura de padres, madres y adolescentes.

Peso: Es la cantidad de materia del cuerpo. Se calcula midiendo el peso, es decir la fuerza que ejerce la materia en un campo gravitacional estándar. La medición se realizará sin zapatos y con la menor cantidad de ropa posible. El sujeto deberá colocarse en el centro de la báscula y mantenerse inmóvil durante la medición. Esta se registrará cuando los números en la báscula digital se estabilicen. Se utilizaron básculas marca SECA modelo 872, con capacidad máxima de 200 kilogramos y precisión de 0.05 gramos.

Talla: Es la distancia perpendicular entre los planos transversales del punto del vértex y el inferior de los pies. La persona deberá estar sin zapatos y se colocará de pie con los talones unidos, las piernas rectas y los hombros relajados. La parte posterior del sujeto (talones, escapulas y la cabeza) deberán estar pegados a la superficie vertical del estadiómetro. La cabeza deberá colocarse en el plano horizontal de Frankfort, lo cual se presenta con una línea entre el punto más bajo de la órbita del ojo y el trago. Se indica al sujeto que realice una inspiración profunda manteniendo la respiración y, mientras se mantiene la cabeza en el plano de Frankfort, el antropometrista aplica una tracción moderada en la apófisis mastoides hacia arriba. Los adornos de la cabeza deberán ser retirados. Se utilizaron estadimetros marca SECA modelo 213 con capacidad máxima de 2015 centímetros y precisión de 1 milímetro.

Talla sentado: Es la distancia perpendicular entre los planos transversales del punto del vértex y la región inferior de los glúteos, con el sujeto sentado. Se indica al sujeto que realice una inspiración profunda manteniendo la respiración y, mientras se mantiene la cabeza en el plano de Frankfort, el antropometrista aplica una tracción moderada en la apófisis mastoides hacia arriba. Se debe procurar que el sujeto no contraiga los glúteos o haga presión con las piernas. Se coloca la escuadra del estadimetro sobre el vértex, comprimiendo el cabello. Se utilizaron estadimetros marca SECA modelo 213 con capacidad máxima de 2015 centímetros y precisión de 1 milímetro.

Circunferencia de cintura: Es el perímetro del abdomen en su punto mas estrecho, entre el borde costal lateral inferior y la parte superior de la cresta ilíaca, perpendicular al eje longitudinal del tronco. La medida se toma en el punto medio entre el borde lateral costal inferior y la cresta ilíaca. El sujeto debe respirar con normalidad y la medición se toma al final de una espiración normal y con la musculatura abdominal relajada. Se utilizaron cintras métricas marca SECA modelo 201, con capacidad máxima de 205 centímetros y precisión de 1 milímetro.

2.1.5 Criterios de inclusión

- Que haya sido evaluado su estado de nutrición entre los años 2002 al 2009.
- Que vivan en las localidades seleccionadas de los municipios de Villa Victoria, San José del Rincón y San Felipe del Progreso, Estado de México.
- Que tengan por lo menos dos mediciones antropométricas de talla en su etapa preescolar.

2.1.6 Criterios de exclusión

- No estar presente el adolescente para realizar mediciones antropométricas
- No estar el informante adecuado para la entrevista.
- Niñas o niños con patologías que no permitieran las mediciones antropométricas.

2.1.8 Plan de análisis

Puntos de corte y clasificación del estado de nutrición de preescolares y adolescentes.

De acuerdo a la población de referencia de la OMS, se calcularon las puntuaciones Z de los índices peso para la edad (P/E) y talla para la edad (T/E) de los preescolares menores de cinco años con base en las mediciones antropométricas. En los adolescentes se calcularon las puntuaciones Z del índice de masa corporal para la edad (IMC/E).

Los puntos de corte utilizados para comparar los estados de nutrición fueron los siguientes:

Puntaje Z de P/E		**Puntaje Z de T/E**		**Puntaje Z de IMC/E**	
Punto de corte	**Estado de nutrición**	**Punto de corte**	**Estado de nutrición**	**Punto de corte**	**Estado de nutrición**
-3 a -5	Severo o grave	-2 a -5	Baja	-2 a -5	Delgadez severa
-2 a -2.99	Moderado	-0.99 a -1.99	Ligeramente baja	-0.99 a -1.99	Delgadez
-1 a -1.99	Leve	-0.99 a .99	Normal	-0.99 a .99	Peso normal
-0.99 a 0.99	Normal	1 a 1.99	Ligeramente alta	1 a 1.99	Sobrepeso
1 a 1.99	Sobrepeso	2 a 5	Alta	2 a 5	Obesidad
2 a 5	Obesidad				

Puntos de corte y clasificación de la talla sentado

Con respecto a la talla sentado se utilizó el índice esquelético o de Manouvrier, el cual relaciona la longitud del tronco con la longitud de la extremidad inferior, medida ésta como la diferencia entre la estatura y la talla sentado. La división de los individuos según su índice esquelético es la siguiente:

Punto de corte	Clasificación
< 84.9	Braquiesquélico
85 - 89.9	Mesoesquélico
> 90	Macroesquélico

Puntos de corte y clasificación de Índice cintura talla.

El punto de corte de > 0,5 los clasifica como elevado y se correlaciona con el aumento de factores de riesgo cardiovasculares y metabólicos adversos, independiente de la edad, el sexo y el origen étnico. (Curilem, 2016)

Puntos de corte y clasificación del nivel socioeconómico

El modelo de nivel socioeconómico brinda un panorama general del nivel de bienestar de los hogares del país, tanto del estrato rural, como urbano. Se construye a partir de 6 variables:

• Nivel educativo del jefe de hogar

• Número de baños completos en la vivienda

• Número de autos en el hogar (entendida como la suma de autos, van y pick ups en el hogar)

• Tenencia de conexión a internet en el hogar

• Número de integrantes en el hogar mayores de 14 años que trabajan

• Número de dormitorios en la vivienda

De acuerdo con las respuestas del entrevistado en estas variables, se asignan los puntos correspondientes a cada opción de respuesta, puntajes que al final se sumarán. Dicha suma será contrastada con los siguientes puntos de corte para asignar el respectivo hogar a su nivel socioeconómico correspondiente:

Nivel socioeconómico	Puntos de corte para clasificación
Marginal	0 a 47
Bajo inferior	48 a 94
Bajo superior	95 a 115
Medio	116 a 140
Medio bajo	141 a 167
Medio alta	168 a 201
Alta	202 o más

El análisis estadístico se llevó a cabo con el paquete SPSS (Statistical Package for the Social Sciences) versión 20. La operacionalización de variables se muestra en el Anexo 4.

CAPITULO 3

RESULTADOS

3.1 Resultados

De un universo de 1740 adolescentes se tomó una submuestra de 515 sujetos de 27 localidades distribuidas en tres municipios del Estado de México por índice de marginación, llegando a una cobertura del 29.6% (ver cuadro 1).

Cuadro 1. Distribución de la cobertura, universo y muestra de estudio por índice de marginación, localidad y municipio.

Municipio	**Nombre de la localidad**	**Índice de marginación***	**Universo**	**Muestra**	**% de cobertura**
San Felipe Del Progreso	Barrio Calvario Del Carmen Bo. El Picacho	Alto	208	61	29.3
	San Jerónimo Bonchete		147	44	29.9
	San Juan Cote Centro		34	10	29.4
	Dotegiare	Medio	56	19	33.9
	Las Palomas		75	21	28.0
	Ranchería Ciénaga Mesa Agüita		37	13	35.1
	Ranchería El Consuelo El Carmen		11	3	27.3
	Rioyos Buenavista		37	13	35.1
	San Juan Cote Ejido		42	15	35.7
	Tlalchichilpa		59	18	30.5
	Tres Estrellas		48	11	22.9
San José Del Rincón	Barrio Santa Ana Pueblo Nuevo	Alto	41	11	26.8
	La Esperanza		44	20	45.5
	San Jerónimo De Los Dolores		29	9	31.0
	San Miguel Agua Bendita		56	11	19.6
	El Cuarenta Y Cuatro	Medio	21	5	23.8
	Las Rosas		134	40	29.9
	Ranchería Las Rosas		42	10	23.8
	San Felipe De Jesús		38	15	39.5
Villa Victoria	Barrio De Puentecillas	Alto	88	23	26.1
	Loma De La Rosa		34	23	67.6
	Loma Del Lienzo		48	19	39.6
	Loma Del Molino		54	14	25.9
	San Antonio Del Rincón		187	38	20.3
	Mina Vieja	Medio	117	32	27.4
	San Luis El Alto		53	17	32.1
Total			**1740**	**515**	**29.6**

*Consejo Nacional de Población (CONAPO), Índice de marginación por entidad federativa y municipio 2020.

En el siguiente cuadro se puede observar la distribución porcentual del nivel socioeconómico por municipio del Estado de México, se encontró que la población se concentra principalmente en dos categorías "marginal y bajo inferior" con un 72% de las familias encuestadas.

Cuadro 2. Distribución del nivel socioeconómico de los adolescentes por municipio del Estado de México.

Nivel Socioeconómico	San Felipe del Progreso		San José del Rincón		Villa Victoria		Total	
	n	**%**	**n**	**%**	**n**	**%**	**N**	**%**
Marginal	51	22.4	46	38.0	59	35.5	156	30.3
Bajo inferior	120	52.6	62	51.2	84	50.6	266	51.7
Bajo superior	28	12.3	4	3.3	12	7.2	44	8.5
Medio	6	2.6	1	0.8	3	1.8	10	1.9
Medio bajo	21	9.2	7	5.8	8	4.8	36	7.0
Medio alta	1	0.4	1	0.8	0	0.0	2	0.4
Alta	1	0.4	0	0.0	0	0.0	1	0.2
Total	**228**	**100.0**	**121**	**100.0**	**166**	**100.0**	**515**	**100.0**

Fuente: Trabajo de campo

En el cuadro 3 podemos observar cómo se distribuyen los adolescentes por edad en años cumplidos y sexo, la mayor prevalencia se presenta en la población femenina 55.1%.

Cuadro 3. Distribución de los adolescentes por años cumplidos y sexo.

Edad en años cumplidos	**Femenino**		**Masculino**		**Total**
	n	**%**	**n**	**%**	**N**
12	34	50.0	34	50.0	68
13	72	51.1	69	48.9	141
14	95	57.2	71	42.8	166
15	57	57.6	42	42.4	99
16	26	63.4	15	36.6	41
Total	**284**	**55.1**	**231**	**44.9**	**515**

Fuente: Trabajo de campo

Respecto a las características de los materiales de construcción de las viviendas en la zona mazahua, las de mayor prevalencia son losa de concreto (76.3%), muros de tabique o block (86.6%) y piso de cemento o firme (88.9%) (tabla 4).

Cuadro 4. Características de los materiales de construcción de la vivienda de mayor prevalencia.

Materiales de construcción de la vivienda	**N**	**n**	**%**
Losa de concreto o viguetas con bovedilla (Techo)	515	393	76.3
Tabique, ladrillo, block, piedra, cantera, cemento o concreto (Muros)	515	446	86.6
Cemento o firme (Piso)	515	458	88.9

Fuente: Trabajo de campo

En el cuadro 5 se observa la distribución porcentual del hacinamiento en las viviendas encuestadas de la zona mazahua, el 31.2% se clasificaron con algún tipo de hacinamiento.

Cuadro 5. Distribución porcentual del nivel de hacinamiento de la vivienda.

Hacinamiento	Total	
	N	%
Sin hacinamiento	353	68.8
Hacinamiento bajo	145	28.3
Hacinamiento alto	15	2.9
Total	**513**	**100.0**

Fuente: Trabajo de campo

Sin hacinamiento < 3 habitantes por cuarto.
Hacinamiento bajo de 3 a 5 habitantes por cuarto.
Hacinamiento alto > 5 habitantes por cuarto.

Distribución de las características con que contaba la vivienda, el 81.6% de las familias encuestadas cuentan con cocina separada y el 17.9% tienen animales dentro de la vivienda (cuadro 6).

Cuadro 6. Distribución porcentual de las características con que contaba de la vivienda.

Vivienda	Total	
	N	%
Ventilación	465	90.3
Animales adentro	92	17.9
Energía eléctrica	495	96.1
Cocina separada	420	81.6

Fuente: Trabajo de campo

De acuerdo a la distribución de dónde se encuentra la cocina cuando esta se encuentra separada de la vivienda, el 56.9% la tiene en un tejaban o techito (cuadro 7).

Cuadro 7. Distribución porcentual cuando se cuenta con una cocina separada en la vivienda.

Cocina separada	**Total**	
	N	**%**
Tejaban o techito	239	56.9
Pasillo o corredor	69	16.4
Aire libre	33	7.9
No cocinan en la vivienda	9	2.1
No contestaron	70	16.7
Total	**420**	**100.0**

Fuente: Trabajo de campo

El cuadro 8 se observa la distribución del combustible que se utiliza para cocinar en la vivienda, el 86.8% de los hogares utilizan leña para cocinar.

Cuadro 8. Distribución porcentual del combustible que se utiliza para cocinar en la vivienda.

Combustible para cocinar	**Total**	
	N	**%**
Leña	447	86.8
Gas de cilindro o estacionario	64	12.4
Gas natural o de tubería	3	0.6
Carbón	1	0.2
Total	**515**	**100.0**

Fuente: Trabajo de campo

El cuadro 9 nos muestra la distribución del tipo de estufa que utilizan para cocinar en la vivienda, el 73.4% de los hogares preparan sus alimentos en fuego abierto con o sin chimenea y campana.

Cuadro 9. Distribución porcentual del tipo de estufa que utiliza para cocinar en la vivienda.

Tipo de estufa	**Total**	
	N	**%**
Fuego abierto u horno sin chimenea ni campana	201	39.0
Fuego abierto u horno con chimenea o campana	177	34.4
Estufa o parrilla de gas	125	24.3
Horno cerrado con chimenea	9	1.7
Estufa o parrilla eléctrica	3	0.6
Total	**515**	**100.0**

Fuente: Trabajo de campo

En el cuadro 10 se observa la distribución del agua entubada que llega a la vivienda, al 49.7% de los encuestados le llega agua entubada al terreno.

Cuadro 10. Distribución porcentual del agua entubada que llega a la vivienda.

Agua entubada	**Total**	
	N	**%**
Solo en el terreno	256	49.7
No tiene agua entubada	191	37.1
Dentro de la vivienda	68	13.2
Total	**515**	**100.0**

Fuente: Trabajo de campo

El cuadro 11 nos muestra el origen del agua que se utiliza en la vivienda, el 97.8% la obtienen de un pozo o del servicio público de agua.

Cuadro 11. Distribución porcentual del origen del agua entubada que llega a la vivienda.

Origen de donde llega el agua entubada	**Total**	
	N	**%**
Pozo	224	69.1
Servicio público de agua	93	28.7
Otra vivienda	5	1.5
Pipa	1	0.3
Otro lugar	1	0.3
Total	**324**	**100.0**

Fuente: Trabajo de campo

En el cuadro 12 se observa la distribución de donde acarrean el agua que utilizan en la vivienda, el 96.3% de las familias encuestadas sacan el agua de un pozo o la traen de una llave pública.

Cuadro 12. Distribución porcentual de donde acarrean el agua que utilizan en la vivienda

El agua que utilizan en la vivienda la acarrean	**Total**	
	N	**%**
La sacan o acarrean de un pozo	163	85.3
La acarrean de una toma o llave comunitaria	21	11.0
La trae una pipa	3	1.6
La acarrean de un río, arroyo o lago	2	1.0
La traen de otra vivienda	1	0.5
La captan de la lluvia	1	0.5
Total	**191**	**100.0**

Fuente: Trabajo de campo

En el cuadro 13 podemos observar la distribución de la disposición de excretas en la vivienda, el 36.3% practica fecalismo a ras de suelo.

Cuadro 13. Distribución porcentual de la disposición de excretas en la vivienda.

Disposición de excretas	Total	
	N	%
Fosa séptica o tanque séptico (biodigestor)	303	58.8
Fecalismo a ras de suelo	187	36.3
Drenaje de la red pública	17	3.3
Tubería que va a dar a una barranca o grieta	7	1.4
Tubería que va a dar a un río, lago o mar	1	0.2
Total	**515**	**100.0**

Fuente: Trabajo de campo

El cuadro 14 muestra las características del servicio sanitaria con que cuenta la vivienda, el 59.6% de los sanitarios no se les puede echar agua.

Cuadro 14. Distribución porcentual de las características del servicio sanitario a la vivienda.

Características del servicio sanitario	Total	
	N	%
No se le puede echar agua	307	59.6
Le echan agua con cubeta	163	31.7
Tiene descarga directa de agua	45	8.7
Total	**515**	**100.0**

Fuente: Trabajo de campo

En el cuadro 15 se observa la distribución sobre la acción de compartir el servicio sanitario, el 90.7% de los encuestados refieren no compartir el servicio sanitario de la vivienda.

Cuadro 15. Distribución porcentual del servicio sanitario si es compartido con otras viviendas.

Servicio sanitario compartido	**Total**	
	N	**%**
No	467	90.7
Sí	48	9.3
Total	**515**	**100.0**

Fuente: Trabajo de campo

En el siguiente cuadro se observa cómo es la recolección de basura, el 94.4% de los encuestados refieren quemar la basura o tirarla en el camión de recolección (cuadro 16).

Cuadro 16. Distribución porcentual de la basura que se genera en la vivienda.

Basura en la vivienda	**Total**	
	N	**%**
La queman	348	67.6
La recoge un camión o carrito de basura	138	26.8
La tiran en un contenedor o depósito	13	2.5
La entierran	12	2.3
La tiran en el basurero público	1	0.2
La tiran a la barranca o grieta	1	0.2
La tiran al río, lago o presa	1	0.2
La tiran en un terreno baldío o calle	1	0.2
Total	**515**	**100.0**

Fuente: Trabajo de campo

El cuadro 17 muestra el tipo de vivienda con que cuenta la familia, el 87.0% refiere que la vivienda es propia.

Cuadro 17. Distribución porcentual del tipo de vivienda.

¿La vivienda es?	**Total**	
	N	**%**
Propia	448	87.0
Prestada	49	9.5
Otra situación	6	1.2
Intestada o en litigio	6	1.2
Propia, pero la están pagando	4	0.8
Rentada	2	0.4
Total	**515**	**100.0**

Fuente: Trabajo de campo

El cuadro 18 muestra las posesiones con que cuenta la familia, el 15.5% de las familias cuenta con automóvil.

Cuadro 18. Distribución porcentual de las posesiones con las que cuenta la familia.

Posesiones	**Total**	
	N	**%**
Automóvil	80	15.5
Internet	63	12.2
Camioneta cerrada o con cabina	17	3.3
Camioneta de caja	26	5.0

Fuente: Trabajo de campo

El cuadro 19 muestra los promedias del ingreso familiar y gasto en alimentos a la semana, así como personas que habitan la vivienda, el ingreso semanal de la familia es en promedio de 894.1 pesos.

Cuadro 19. Promedio del ingreso, gasto y personas que habitan la vivienda.

Economía familiar y número de personas que habitan la vivienda	N	Promedio	Mínimo	Máximo	D.E.
Ingreso	513	894.1	100	3000	583.3
Gasto	515	551.9	100	2000	297.5
Personas que habitan la vivienda	515	5.8	2	16	2.2

Fuente: Trabajo de campo

En el cuadro 20 se observa la distribución si algún miembro de la familia recibe algún tipo de ayuda alimentaria, el 93.2% de las familias refieren no tener ningún tipo de ayuda alimentaria.

Cuadro 20. Distribución porcentual si algún miembro de la familia recibe apoyo alimentario.

Recibe ayuda alimentaria	Total	
	N	%
No	480	93.2
Sí	35	6.8
Total	**515**	**100.0**

Fuente: Trabajo de campo

El cuadro 21 se puede observar la distribución de los programas que actualmente recibe la familia, el 68.6% de las familias refirieron recibir despensas del DIF o de alguna ONG.

Cuadro 21. Distribución porcentual de los tipos de programas de asistencia alimentaria que recibe algún miembro de la familia.

Programas	**Total**	
	N	**%**
Despensas del DIF	14	40.0
Despensas de alguna ONG	10	28.6
Desayunos escolares calientes	6	17.1
Desayunos escolares fríos	3	8.6
Bienestar	2	5.7
Total	**35**	**100.0**

Fuente: Trabajo de campo

El cuadro 22 muestra la distribución de los programas que recibió el adolescente durante toda su vida, el 100% de los adolescentes encuestados recibieron despensas del DIF y el 7.8% de los adolescentes refieren haber recibido desayunos escolares fríos.

Cuadro 22. Distribución porcentual de los tipos de programas de asistencia alimentaria que recibió el adolescente en el transcurso de su vida.

Programas	**Total**	
	N	**%**
Despensas del DIF	515	100.0
Desayunos escolares fríos	40	7.8
Desayunos escolares calientes	26	5.0
Prospera	19	3.7
Oportunidades	15	2.9
Despensas de alguna ONG	12	2.3
Comedor comunitario	8	1.6
Progresa	6	1.2
Leche LICONSA	5	1.0
Benito Juárez	1	0.2

Fuente: Trabajo de campo

El cuadro 23 se observa la distribución de la cría de animales para la alimentación familiar, el 75.1% de las familias encuestadas mencionan criar animales para la alimentación familiar.

Cuadro 23. Distribución porcentual de la crianza de animales para la alimentación.

Cría animales para la alimentación	**Total**	
	N	**%**
Si	387	75.1
No	128	24.9
Total	**515**	**100.0**

Fuente: Trabajo de campo

En el cuadro 24 se puede observar la distribución del tipo de cría de animales, el 69.1% (ganado menor) y 55.9% (ganado mayor) ambas son para autoconsumo familiar.

Cuadro 24. Distribución porcentual del tipo de crianza de animales para la alimentación.

Cría animales	Ganado menor		Ganado mayor	
	n	**%**	**n**	**%**
Autoconsumo	253	69.1	19	55.9
Ambos	105	28.7	12	35.3
Venta	8	2.2	3	8.8
Total	**366**	**100.0**	**34**	**100.0**

Fuente: Trabajo de campo

El cuadro 25 muestra la distribución del cultivo de alimentos para la alimentación, el 77.1% de las familias si cultivan alimentos para su alimentación.

Cuadro 25. Distribución porcentual si cultiva alimentos para la alimentación.

Cultivos para la alimentación	Total	
	N	**%**
Sí	397	77.1
No	118	22.9
Total	**515**	**100.0**

Fuente: Trabajo de campo

El cuadro 26 se observa la distribución del tipo de cultivos que se producen para la alimentación, el 93.8% de las familias cultivan granos básicos para el autoconsumo de las familias encuestadas.

Cuadro 26. Distribución porcentual del tipo de cultivos que se producen para la alimentación.

Cultivo de alimentos	Frutas		Hortalizas		Granos básicos	
	n	%	n	%	n	%
Autoconsumo	37	94.9	53	85.5	335	93.8
Ambos	2	5.1	9	14.5	20	5.6
Venta	0	0.0	0	0.0	2	0.6
Total	**39**	**100.0**	**62**	**100.0**	**357**	**100.0**

Fuente: Trabajo de campo

En el cuadro siguiente se puede ver el promedio de edad de los padres de los adolescentes, así como del propio adolescente, el promedio de edad de las madres de los adolescentes es de 41 años y de 43 años la edad de los padres (cuadro 27).

Cuadro 27. Promedio de edad de la mamá, papá y adolescente.

Edad referida en años cumplidos	N	Promedio	Mínimo	Máximo	D.E.
Edad de la mamá	502	41	27	64	6.791
Edad del papá	431	43	29	65	7.185
Edad del adolescente	515	14	12	17	1.11

Fuente: Trabajo de campo

El cuadro 28 muestra el promedio de hijos nacidos vivos, nacen 5 hijos en promedio por familia.

Cuadro 28. Promedio del número de hijos nacidos vivos de la mamá del adolescente.

Número de hijos nacidos vivos	**N**	**Promedio**	**Mínimo**	**Máximo**	**D.E.**
Mamá del adolescente	503	5	1	15	2.387

Fuente: Trabajo de campo

En el cuadro 29 se puede observar la distribución del estado civil de los padres de los adolescentes, así como el propio adolescente, el 92.3% de los padres están casados o en unión libre mientras que los adolescentes 99.0% están solteros.

Cuadro 29. Distribución porcentual del estado civil de los padres y el adolescente.

Estado civil	**Padres**		**Adolescente**	
	n	**%**	**n**	**%**
Casado	279	55.6	3	0.6
Unión libre	184	36.7	2	0.4
Soltero	19	3.8	510	99.0
Viudo	12	2.4	0	0.0
Divorciado	8	1.6	0	0.0
Total	**502**	**100.0**	**515**	**100.0**

Fuente: Trabajo de campo

El cuadro 30 presenta la distribución del idioma de los padres de los adolescentes y del adolescente, las mamás de los adolescentes presentan la prevalencia más alta (40.6%) en el manejo del idioma del español y el mazahua (bilingüe), el 60.3% de los padres manejan el idioma español y los adolescentes 91.1% tienen como lengua el español.

Cuadro 30. Distribución porcentual del idioma de los padres y el adolescente.

Idioma	Mamá		Papá		Adolescente	
	n	%	n	%	n	%
Español	296	58.8	260	60.3	469	91.1
Bilingüe	204	40.6	171	39.7	46	8.9
Indígena	3	0.6	0	0.0	0	0.0
Total	**503**	**100.0**	**431**	**100.0**	**515**	**100.0**

Fuente: Trabajo de campo

El cuadro 31 muestra la distribución de seguridad social de los padres de los adolescentes, así como del propio adolescente, en promedio 89.6% de los sujetos de estudio no cuentan con seguridad social.

Cuadro 31. Distribución porcentual de la seguridad social de los padres y el adolescente.

Seguridad social	Mamá		Papá		Adolescente	
	n	%	n	%	n	%
Sin Seguridad	451	89.7	376	87.2	474	92.0
No Sabe	36	7.2	33	7.7	27	5.2
IMSS	10	2.0	13	3.0	8	1.6
Otra Institución	5	1.0	8	1.9	5	1.0
ISSSTE	1	0.2	1	0.2	1	0.2
Total	**503**	**100.0**	**431**	**100.0**	**515**	**100.0**

Fuente: Trabajo de campo

En el cuadro 32 se observa la distribución de la escolaridad de los padres y el adolescente, el 34.4% vs 33.8% de las mamás vs papás tienen la primaria completa y el 47.6% de los adolescentes presentan secundaria incompleta hasta el momento de la entrevista.

Cuadro 32. Distribución porcentual de la escolaridad de los padres y el adolescente.

Escolaridad	Mamá		Papá		Adolescente	
	n	%	n	%	n	%
Sin instrucción	66	13.1	39	9.1	1	0.2
Preescolar	5	1.0	6	1.4	3	0.6
Primaria completa	173	34.4	145	33.8	150	29.1
Primaria incompleta	136	27.0	102	23.8	11	2.1
Secundaria completa	106	21.1	108	25.2	80	15.5
Secundaria incompleta	11	2.2	15	3.5	245	47.6
Preparatoria completa	5	1.0	8	1.9	2	0.4
Preparatoria incompleta	1	0.2	2	0.5	23	4.5
Licenciatura completa	0	0.0	4	0.9	0	0.0
Total	**503**	**100.0**	**429**	**100.0**	**515**	**100.0**

Fuente: Trabajo de campo

El cuadro 33 se puede observar una distribución del tiempo de gestación, el 94.4% de los adolescentes tuvieron un tiempo de gestación normal.

Cuadro 33. Distribución porcentual del tiempo de gestación durante el embarazo.

Gestación	**Total**	
	N	**%**
Normal	486	94.4
Prematuro	27	5.2
Posmaduro	2	0.4
Total	**515**	**100.0**

Fuente: Trabajo de campo

El cuadro 34 presenta la distribución del peso al nacer del adolescente, el 87.1% de los adolescentes presentaron un peso normal al nacer.

Cuadro 34. Distribución porcentual del peso al nacer del adolescente.

Peso al nacer	**Total**	
	N	**%**
Normal	445	87.1
Bajo peso	66	12.9
Total	**511**	**100.0**

Fuente: Trabajo de campo

El cuadro 35 muestra la distribución respecto a si el adolescente fue alimentado al seno materno, el 96.9% de los adolescentes fueron alimentados al seno materno.

Cuadro 35. Distribución porcentual si el adolescente fue alimentado al seno materno.

Seno materno	**Total**	
	N	**%**
Sí	499	96.9
No	16	3.1
Total	**515**	**100.0**

Fuente: Trabajo de campo

El cuadro 36 presenta la distribución sobre el tipo de lactancia que recibió el menor, 72.2% de los adolescentes recibieron pecho y el 3.1% fue alimentado con biberón.

Cuadro 36. Distribución porcentual del tipo de lactancia que recibió el adolescente.

	Pecho		**Mixta**		**Biberón**		**Total**
Lactancia	**n**	%	**n**	%	**n**	%	**N**
	372	72.2	127	24.7	16	3.1	515

Fuente: Trabajo de campo

El cuadro 37 muestra la distribución del tiempo que recibió lactancia materna, el 89.4% de los adolescentes recibieron lactancia materna durante 5 a 24 meses de edad.

Cuadro 37. Distribución porcentual del tiempo que el adolescente recibió lactancia materna.

Duración	**Total**	
	N	**%**
0 - 4 meses	25	5.0
5 - 12 meses	230	46.2
12 - 24 meses	215	43.2
más de 24 meses	28	5.6
Total	**498**	**100.0**

Fuente: Trabajo de campo

En el cuadro 38 se observa la distribución del inicio de la alimentación con biberón, 20.3% de los adolescentes que se alimentaron con biberón iniciaron a los 0 meses de edad.

Cuadro 38. Distribución porcentual del inicio de la alimentación con biberón.

Inicio	Total	
	N	%
0 meses	29	20.3
1 meses	19	13.3
2 meses	6	4.2
3 meses	6	4.2
4 meses	7	4.9
5 meses	8	5.6
6 meses	21	14.7
7 meses	9	6.3
8 meses	15	10.5
9 meses	6	4.2
10 meses	0	0.0
11 meses	1	0.7
12 meses	16	11.2
Total	**143**	**100.0**

Fuente: Trabajo de campo

El cuadro 39 presenta la distribución de la lactancia materna exclusiva, el 80.4% de los adolescentes fueron alimentados los primeros seis meses de vida solo con lactancia materna.

Cuadro 39. Distribución porcentual de la lactancia materna exclusiva durante los primeros seis meses.

Lactancia exclusiva	Total	
	N	%
Sí	414	80.4
No	101	19.6
Total	**515**	**100.0**

Fuente: Trabajo de campo

En el cuadro 40 se observa la distribución de la edad de inicio de la introducción de refresco a la dieta, el 41.4% inicia su consumo de refresco de los 5 a 12 meses de edad.

Cuadro 40. Distribución porcentual de la edad de inicio de la introducción de refrescos.

Refresco	**Total**	
	N	**%**
0 - 4 meses	11	2.2
5 - 12 meses	206	41.4
12 - 24 meses	194	39.0
más de 24 meses	104	20.9
Total	**515**	**103.4**

Fuente: Trabajo de campo

En el cuadro 41 muestra la distribución de los primeros alimentos que se utilizaron en la alimentación complementaria, el 62.1% de los adolescentes tuvieron una alimentación complementaria inadecuada.

Cuadro 41. Distribución porcentual de los primeros alimentos distintos a la leche que se incorporaron a la alimentación del adolescente.

Primeros alimentos	**Total**	
	N	**%**
Inadecuado	320	62.1
Medianamente adecuado	124	24.1
Adecuado	71	13.8
Total	**515**	**86.2**

Fuente: Trabajo de campo

El cuadro 42 muestra la distribución del índice de masa corporal para la edad del adolescente, el 27.2% de los adolescentes presentaron sobrepeso u obesidad.

Cuadro 42. Distribución porcentual del índice de masa corporal para la edad en adolescentes.

Índice de masa corporal para la edad	**Total**	
	N	**%**
Obesidad	32	6.2
Sobrepeso	108	21.0
Peso normal	336	65.2
Delgadez	35	6.8
Delgadez severa	4	0.8
Total	**515**	**100.0**

Fuente: Trabajo de campo

En el cuadro 43 se observa la distribución del estado de nutrición según el indicador de talla para la edad del adolescente, el 64.1% de los adolescentes presentaron algún grado de talla baja.

Cuadro 43. Distribución porcentual de talla para la edad en adolescentes.

Talla para la edad	**Total**	
	N	**%**
Ligeramente alta	4	0.8
Estatura normal	181	35.1
Ligeramente baja	221	42.9
Baja	109	21.2
Total	**515**	**100.0**

Fuente: Trabajo de campo

En el cuadro 44 se presenta la distribución de extremidades inferiores en el adolescente, el 17.9% de los adolescentes presentaron extremidades inferiores cortas (braquiesquélico).

Cuadro 44. Distribución porcentual de extremidades inferiores en adolescentes.

Extremidades inferiores	**Total**	
	N	**%**
Braquiesquélico	92	17.9
Mesoesquélico	164	31.8
Macroesquélico	259	50.3
Total	**515**	**100.0**

Fuente: Trabajo de campo

El cuadro 45 muestra el índice cintura talla en adolescentes, el 30.9% de los adolescentes presentaron un riesgo elevado para presentar enfermedades crónicas degenerativas.

Cuadro 45. Distribución porcentual del índice cintura talla en adolescentes.

Índice cintura talla	**Total**	
	N	**%**
Aceptable	356	69.1
Elevado	159	30.9
Total	**515**	**100.0**

Fuente: Trabajo de campo

El cuadro 46 muestra una distribución del índice de masa corporal de la mamá del adolescente, el 73.9% de las madres presento sobrepeso u obesidad.

Cuadro 46. Distribución porcentual del índice de masa corporal de las madres de los adolescentes.

Índice de masa corporal	**Total**	
	N	**%**
Obesidad	109	30.5
Sobrepeso	155	43.4
Adecuado	88	24.7
Desnutrición	5	1.4
Total	**357**	**100.0**

Fuente: Trabajo de campo

El cuadro 47 señala la distribución de extremidades cortas de la madre del adolescente, el 50.7% de las mamás presentaron extremidades cortas o también llamado braquiesquélico.

Cuadro 47. Distribución porcentual de extremidades inferiores en madres de los adolescentes.

Extremidades inferiores	**Total**	
	N	**%**
Braquiesquélico	174	50.7
Mesoesquélico	109	31.8
Macroesquélico	60	17.5
Total	**343**	**100.0**

Fuente: Trabajo de campo

El cuadro 48 presenta una distribución del índice cintura talla de la mamá de los adolescentes, el 88.3% de las madres presentan un riesgo elevado de desarrollar enfermedades crónicas degenerativas.

Cuadro 48. Distribución porcentual del índice cintura talla en madres de los adolescentes.

Índice cintura talla	**Total**	
	N	**%**
Aceptable	42	11.7
Elevado	317	88.3
Total	**359**	**100.0**

Fuente: Trabajo de campo

El cuadro 49 muestra una distribución del índice de masa corporal del papá del adolescente, el 90.2% de los padres presentaron sobrepeso u obesidad.

Cuadro 49. Distribución porcentual del índice de masa corporal de padres de los adolescentes.

Índice de masa corporal	**Total**	
	N	**%**
Obesidad	5	9.8
Sobrepeso	24	47.1
Adecuado	22	43.1
Total	**51**	**100.0**

Fuente: Trabajo de campo

El cuadro 50 se observa la distribución de extremidades corta del papá del adolescente, el 31.1% de los papás presentaron extremidades cortas, braquiesquélico.

Cuadro 50. Distribución porcentual de extremidades inferiores en adolescentes.

Extremidades inferiores	**Total**	
	N	**%**
Braquiesquélico	14	31.1
Mesoesquélico	15	33.3
Macroesquélico	16	35.6
Total	**45**	**100.0**

Fuente: Trabajo de campo

El cuadro 51 presenta una distribución del índice cintura talla de los papás de los adolescentes, el 86.3% de los papás presentan un riesgo elevado de desarrollar enfermedades crónicas degenerativas.

Cuadro 51. Distribución porcentual del índice cintura talla en padres de los adolescentes

Índice cintura talla	**Total**	
	N	**%**
Aceptable	7	13.7
Elevado	44	86.3
Total	**51**	**100.0**

Fuente: Trabajo de campo

Los cuadros 52 y 53 presentan el estado de nutrición según el índice de masa corporal para la edad en la etapa preescolar y la adolescencia, el 21.7% de los adolescentes presentaron una evolución desfavorable.

Cuadro 52. Distribución porcentual del estado de nutrición según el índice de masa corporal para la edad en la etapa preescolar y la adolescencia.

Estado de nutrición índice de masa corporal entre edad en la etapa preescolar	Estado de nutrición índice de masa corporal entre edad en la adolescencia					
	Obesidad	**Sobrepeso**	**Normal**	**Delgadez**	**Delgadez severa**	**Total**
Obesidad	4	6	8	1	0	19
Sobrepeso	10	22	49	4	0	85
Normal	16	75	264	26	4	385
Delgadez	2	4	12	4	0	22
Delgadez severa	0	1	3	0	0	4
Total	**32**	**108**	**336**	**35**	**4**	**515**

P=.048

Cuadro 53. Distribución porcentual de la evolución del estado de nutrición según el índice de masa corporal para la edad en la etapa preescolar y la adolescencia.

Evolución	n	%
Favorable	336	65.2
Intermedia	67	13.0
Desfavorable	112	21.7
Total	**515**	**100.0**

Los cuadros 54 y 55 presentan el estado de nutrición según el indicador de talla para la edad en la etapa preescolar y la adolescencia, el 21.2% de los adolescentes presentaron una evolución desfavorable.

Cuadro 54. Distribución porcentual del estado de nutrición según el indicador talla para la edad en la etapa preescolar y la adolescencia.

Estado de nutrición talla para la edad en la etapa preescolar	Estado de nutrición según talla para la edad en la adolescencia				
	Ligeramente alta	Estatura normal	Ligeramente baja	Baja	Total
Normal	2	46	25	6	79
Leve	2	92	82	14	190
Moderado	0	35	87	57	179
Grave	0	8	27	32	67
Total	**4**	**181**	**221**	**109**	**515**

P=.000

Cuadro 55. Distribución porcentual de la evolución del estado de nutrición según el indicador talla para la edad en la etapa preescolar y la adolescencia.

Evolución	n	%
Favorable	185	35.9
Intermedia	221	42.9
Desfavorable	109	21.2
Total	**515**	**100.0**

En el cuadro 56 se puede observar el riesgo de padecer obesidad en la adolescencia si llegaras a presentar extremidades inferiores cortas (braquiesquélico) y un ingreso familiar a la semana de menor o igual a 500 pesos.

Cuadro 56. Modelo de regresión logística múltiple del estado de nutrición según IMC para la edad en el adolescente (obesidad)

Variables	Categorías	Coef. B (ES)	Sig.	Intervalo de confianza de B (95%)		
				Inferior	Odds Ratio	Superior
Obesidad		-0.328 (0.507)	0.520			
Extremidades inferiores en adolescente	Braquiesquélico	1.332 (0.516)	0.010	1.378	3.789	10.418
	Mesoesquélico	0.037 (0.537)	0.950	0.362	1.038	2.973
	Macroesquélico	0b	.	.		.
Índice cintura talla del adolescente	Aceptable	-3.904 (0.635)	0.000	0.006	0.02	0.07
	Elevado	0b	.	.		.
Bajo peso al nacer del adolescente	Bajo peso	-0.362 (0.629)	0.570	0.203	0.696	2.387
	Peso normal	0b	.	.		.
Ingreso familiar a la semana	<= 500 pesos	-1.177 (0.584)	0.040	0.098	0.308	0.967
	500 a 1000 pesos	-0.666 (0.511)	0.190	0.189	0.514	1.399
	>= 1001 pesos	0b	.	.		.

a. La categoría de referencia es: Normal.
b. Este parámetro se establece en cero porque es redundante.

El cuadro 57 presenta el riesgo de desarrollar sobrepeso en la adolescencia si llegaras a presentar bajo peso al nacer.

Cuadro 57. Modelo de regresión logística múltiple del estado de nutrición según IMC para la edad en el adolescente (sobrepeso)

Variables	Categorías	Coef. B (ES)	Sig.	Intervalo de confianza de B (95%) Inferior	Odds Ratio	Superior
Sobrepeso		0.446 (0.345)	0.200			
Extremidades inferiores en adolescente	Braquiesquélico	0.665 (0.346)	0.060	0.987	1.944	3.828
	Mesoesquélico	0.285 (0.297)	0.340	0.743	1.33	2.379
	Macroesquélico	0b	.	.		.
Índice cintura talla del adolescente	Aceptable	-2.524 (0.265)	0.000	0.048	0.08	0.135
	Elevado	0b	.	.		.
Bajo peso al nacer del adolescente	Bajo peso	-0.905 (0.452)	0.050	0.167	0.405	0.981
	Peso normal	0b	.	.		.
Ingreso familiar a la semana	<= 500 pesos	-0.246 (0.349)	0.480	0.394	0.782	1.551
	500 a 1000 pesos	-0.37 (0.341)	0.280	0.354	0.691	1.348
	>= 1001 pesos	0b	.	.		.

a. La categoría de referencia es: Normal.
b. Este parámetro se establece en cero porque es redundante.

En el cuadro 58 podemos observar que aumenta el riesgo de padecer delgadez o delgadez severa en la adolescencia si llegaran a presentar bajo peso al nacer.

Cuadro 58. Modelo de regresión logística múltiple del estado de nutrición según IMC para la edad en el adolescente (delgadez y delgadez severa)

Variables	Categorías	Coef. B (ES)	Sig.	Intervalo de confianza de B (95%) Inferior	Odds Ratio	Superior
Delgadez y delgadez severa		-3.033 (0.827)	0.000			
Extremidades inferiores en adolescente	Braquiesquélico	-2.101 (1.036)	0.040	0.016	0.122	0.932
	Mesoesquélico	-1.076 (0.472)	0.020	0.135	0.341	0.859
	Macroesquélico	0b	.	.		.
Índice cintura talla del adolescente	Aceptable	1.264 (0.759)	0.100	0.799	3.539	15.665
	Elevado	0b	.	.		.
Bajo peso al nacer del adolescente	Bajo peso	1.16 (0.431)	0.010	1.37	3.189	7.422
	Peso normal	0b	.	.		.
Ingreso familiar a la semana	<= 500 pesos	-0.689 (0.528)	0.190	0.178	0.502	1.414
	500 a 1000 pesos	0.156 (0.444)	0.730	0.49	1.169	2.789
	>= 1001 pesos	0b	.	.		.

a. La categoría de referencia es: Normal.
b. Este parámetro se establece en cero porque es redundante.

En el cuadro 59 podemos ver el riesgo de padecer talla ligeramente baja en la adolescencia si llegaras a presentar extremidades inferiores braquiesquélico o mesoesquélico en la adolescencia y déficit de talla moderada o grave en la etapa preescolar.

Cuadro 59. Modelo de regresión logística múltiple del estado de nutrición según talla para la edad en el adolescente (ligeramente baja)

Variables	Categorías	Coef. B (ES)	Sig.	Intervalo de confianza de B (95%)		
				Inferior	Odds Ratio	Superior
Ligeramente baja		0.627 (0.673)	0.352			
Índice de masa corporal para la edad en el adolescente	Obesidad	-1.794 (0.701)	0.010	0.042	0.166	0.657
	Sobrepeso	-0.838 (0.552)	0.129	0.147	0.433	1.277
	Normal	-0.357 (0.461)	0.439	0.283	0.7	1.729
	Delgadez más delgadez severa	0b	.	.		.
Extremidades inferiores en adolescente	Braquiesquélico	1.072 (0.341)	0.002	1.497	2.922	5.704
	Mesoesquélico	0.652 (0.247)	0.008	1.182	1.919	3.116
	Macroesquélico	0b	.	.		.
Índice cintura talla del adolescente	Aceptable	-0.768 (0.331)	0.02	0.243	0.464	0.887
	Elevado	0b	.	.		.

Continua...

Variables	Categorías	Coef. B (ES)	Sig.	Intervalo de confianza de B (95%)		
				Inferior	Odds Ratio	Superior
Talla para la edad del preescolar	Normal	0b	.	.		.
	Leve	0.51 (0.303)	0.092	0.92	1.666	3.017
	Moderado	1.657 (0.337)	0.000	2.706	5.242	10.154
	Grave	1.895 (0.492)	0.000	2.536	6.654	17.464
Número de hijos nacidos vivos de la mamá del adolescente	<= 2 hijos	-0.725 (0.464)	0.118	0.195	0.484	1.203
	3 a 7 hijos	-0.67 (0.353)	0.057	0.256	0.512	1.021
	>= 8 hijos	0b	.	.		.

a. La categoría de referencia es: Normal.
b. Este parámetro se establece en cero porque es redundante.

En el cuadro 60 se observa el riesgo de padecer talla baja en la adolescencia si llegaras a presentar extremidades inferiores braquiesquélico y talla para la edad de moderado y grave en la etapa prescolar.

Cuadro 60. Modelo de regresión logística múltiple del estado de nutrición según talla para la edad en el adolescente (baja)

Variables	Categorías	Coef. B (ES)	Sig.	Intervalo de confianza de B (95%)		
				Inferior	Odds Ratio	Superior
Baja		0.784 (0.864)	0.364			
Índice de masa corporal para la edad en el adolescente	Obesidad	-3.242 (0.862)	0	0.007	0.039	0.212
	Sobrepeso	-2.473 (0.699)	0	0.021	0.084	0.332
	Normal	-0.976 (0.543)	0.072	0.13	0.377	1.092
	Delgadez más delgadez severa	0b	.	.		.
Extremidades inferiores en adolescente	Braquiesquélico	1.864 (0.415)	0	2.861	6.452	14.547
	Mesoesquélico	0.257 (0.357)	0.471	0.643	1.293	2.602
	Macroesquélico	0b	.	.		.
Índice cintura talla del adolescente	Aceptable	-2.296 (0.413)	0	0.045	0.101	0.226
	Elevado	0b	.	.		.

Continua…

Variables	Categorías	Coef. B (ES)	Sig.	Intervalo de confianza de B (95%)		
				Inferior	Odds Ratio	Superior
Talla para la edad del preescolar	Normal	0b	.	.		.
	Leve	0.147 (0.55)	0.789	0.394	1.158	3.402
	Moderado	2.714 (0.522)	0	5.418	15.085	41.998
	Grave	3.572 (0.635)	0	10.259	35.586	123.434
Número de hijos nacidos vivos de la mamá del adolescente	<= 2 hijos	-0.734 (0.636)	0.248	0.138	0.48	1.668
	3 a 7 hijos	-0.563 (0.438)	0.199	0.241	0.57	1.344
	>= 8 hijos	0b	.	.		.

a. La categoría de referencia es: Normal.
b. Este parámetro se establece en cero porque es redundante.

3.2 Discusión

La población estudiada tiene 30.3% más de niños menores de cinco años con talla baja comparada con la prevalencia que la ENSANUT 2018-19 reportó para comunidades rurales, lo cual nos habla de que estas comunidades en la zona Mazahua tienen malas condiciones de salud, nutrición y de vida.

Con respecto a la prevalencia de sobrepeso más obesidad en edad adolescente se encuentra que según lo reportado por la ENSANUT 2018-19 hay una diferencia menor de 11.2%, ya que según la encuesta referida a nivel nacional el 38.4% presenta estas condiciones, y en la población estudiada la presentó el 27.2%.

Las asociaciones que tuvieron significancia son: la talla baja en edad preescolar esta asociada a presentar talla baja en la edad adolescente, así como las extremidades inferiores cortas en la adolescencia. El índice cintura talla aceptable en edad adolescente resultó ser un factor protector ante el sobrepeso y la obesidad en esa misma edad.

En relación con las condiciones socioeconómicas, tres de ellas mostraron asociación con el estado de nutrición en la adolescencia: hijos nacidos vivos, bajo peso al nacer e ingreso semanal familiar.

3.3 Conclusiones

El estado de nutrición en la infancia tiene una asociación mayor en los posibles efectos sobre la talla para la edad adolescente que el IMC/E.

Presentar talla baja y extremidades cortas se asocia a sobrepeso y obesidad en la edad adolescente. Mientras que presentar un índice cintura talla aceptable disminuye la probabilidad de presentar sobrepeso y obesidad.

Hace falta estudiar la dieta actual del adolescente, para saber el efecto que tiene en el estado de nutrición que presentan en esa edad, la inseguridad alimentaria y/o el ambiente obesigénico juegan hoy un papel importante en esta condición, además se deben estudiar los datos pre-post natales y socioeconómicos en la edad preescolar, cabe recalcar que el 72% de las familias participantes en este estudio se concentran en las categorías marginal y bajo inferior de acuerdo al nivel socioeconómico.

Muchas de las familias entrevistadas se encuentran en malas condiciones socioeconómicas, como hacinamiento (31.2%), uso de leña para cocinar (86.8%), fuego abierto u horno sin chimenea ni campana (39.0%), los sanitarios que utilizan no se les puede echar agua (59.6%), no tienen un servicio de recolección de basura por lo que optan por quemarla (67.6%), no cuentan con seguridad social (89.6%), etcétera.

Se requiere que se realice vigilancia nutricional puntual, ésta debe tener la capacidad de recopilar información más específica y en tiempo real, que permita entender de mejor manera las condiciones en que se desarrollan los niños y tener la posibilidad de intervenir en el ciclo salud y pobreza de manera instantánea. Los sistemas de salud dignos, descentralizados y distribuidos estratégicamente en los territorios más desprotegidos son una necesidad que impera ante los evidentes problemas de salud pública en el país.

Es de vital importancia la creación de políticas públicas que garanticen la salud materna y perinatal, planificación familiar, y mejorar el ingreso de las familias en las comunidades rurales del país, así como sus condiciones sociales con el objeto de disminuir la talla baja en la edad preescolar, el sobrepeso y obesidad en la adolescencia y las enfermedades crónico no degenerativas en la edad adulta.

3.4 Referencias bibliográficas

Chávez & Muñoz. (2007). *Desnutrición "su impacto en la salud humana y en la capacidad funcional"* (Universidad Autónoma del Estado de Morelos., Ed.; Primera).

Cravioto. (2003). Desnutrición Infantil en México. *Fundación Derechos de La Infancia.*

Cuevas-Nasu, L., García-Guerra, A., González-Castell, L. D., Morales-Ruan, M. del C., Humarán, I. M. G., Gaona-Pineda, E. B., García-Feregrino, R., Rodríguez-Ramírez, S., Gómez-Acosta, L. M., Ávila-Arcos, M. A., Shamah-Levy, T., & Rivera-Dommarco, J. (2021). Magnitud y tendencia de la desnutrición y factores asociados con baja talla en niños menores de cinco años en México, Ensanut 2018-19. *Salud Publica de México, 63*(3), 339–349. https://doi.org/10.21149/12193

Frongillo, E. A., Leroy, J. L., & Lapping, K. (2019). Appropriate Use of Linear Growth Measures to Assess Impact of Interventions on Child Development and Catch-Up Growth. In *Advances in Nutrition* (Vol. 10, Issue 3, pp. 372–379). Oxford University Press. https://doi.org/10.1093/advances/nmy093

Garibay-Nieto & Miranda-Lora. (2008). *Impacto de la programación fetal y la nutrición durante el primer año de vida en el desarrollo de obesidad y sus complicaciones* (Vol. 65). www.medigraphic.com

Labraña, A. M., Ramírez-Alarcón, K., Troncoso Pantoja, C., Leiva, A. M., Villagrán, M., Mardones, L., Lasserre-Laso, N., Martorell, M., Lanuza-Rilling, F., Petermann-Rocha, F., Martínez-Sanguinetti, M. A., & Celis-Morales, C. (2020). Childhood obesity: The benefits of breastfeeding versus formula feeding. In *Revista Chilena de Nutricion* (Vol. 47, Issue 3, pp. 478–483). Sociedad Chilena de Nutricion Bromatologia y Toxilogica. https://doi.org/10.4067/S0717-75182020000300478

Leroy, J. L., Ruel, M., & Habicht, J. P. (2013). Critical windows for nutritional interventions against stunting. In *American Journal of Clinical Nutrition* (Vol. 98, Issue 3, pp. 854–855). https://doi.org/10.3945/ajcn.113.066647

Malina R. M., Peña Reyes M. E., Swee Kheng Tan, Buschang P. H., Little B. B., & Koziel S. (2004). *Secular change in height, sitting height and leg length in rural Oaxaca,southern Mexico: 1968-2000* (Vol. 31). www.tandf.co.uk

Monteiro, P. O. A., Victora, C. G., Barros, F. C., & Monteiro, L. M. A. (2003). Birth size, early childhood growth, and adolescent obesity in a Brazilian birth cohort. *International Journal of Obesity*, *27*(10), 1274–1282. https://doi.org/10.1038/sj.ijo.0802409

Moreno-Villares, J. M., & Dalmau, J. (2001). *Alteraciones en la nutrición fetal y efectos a largo plazo: ¿algo más que una hipótesis?* https://www.researchgate.net/publication/242666452

Prentice, A. M., Ward, K. A., Goldberg, G. R., Jarjou, L. M., Moore, S. E., Fulford, A. J., & Prentice, A. (2013). Critical windows for nutritional interventions against stunting. In *American Journal of Clinical Nutrition* (Vol. 97, Issue 5, pp. 911–918). https://doi.org/10.3945/ajcn.112.052332

Ravasco, P., Anderson, H., Mardones, F., & Ravasco, P. (2010). Métodos de valoración del estado nutricional. *Nutr Hosp Supl*, *3*(3), 57–66.

Shamah. (2018). *Encuesta Nacional de Salud y Nutrición, Resultados Nacionales.*

Shamah & Rivera. (2020). *Encuesta Nacional de Salud y Nutrición 2020 sobre Covid-19 Resultados nacionales*.

UNICEF. (2019). *LA AGENDA DE LA INFANCIA Y LA ADOLESCENCIA*. https://www.unicef.org/mexico/media/306/file/agenda%20de%20la%20infancia%20y%20la%20adolescencia%202019-2024.pdf

Wagstaff, A. (2002). Policy and Practice Theme Papers Poverty and health sector inequalities *. *Bolletin of the Worid Health Organization*, 97–105. www.cmhealth.org/wg1_paper5.pdf

3.5 Anexos

3.5.1 Instrumento de levantamiento de información

UNICLA UNIVERSIDAD CONTEMPORÁNEA DE LAS AMÉRICAS

Asociación entre el estado de nutrición en preescolares y la adolescencia en localidades rurales del Estado de México, 2002 - 2022.

1.– DATOS DE IDENTIFICACIÓN

1.1 Número de encuesta:__________

1.2 Nombre del municipio:______________________________

1.3 Clave INEGI municipio:__________

1.4 Nombre de la localidad:______________________________

1.5 Clave INEGI localidad:__________

1.6 Fecha de visita:______________________________
Día / Mes / Año

1.7 Clave ID SCPIAN: __________

2.- IDENTIFICACIÓN DEL ADOLESCENTE

2.1 Nombre del entrevistado:______________________________
NOMBRE(S) APELLIDO PATERNO APELLIDO MATERNO

2.2 Nombre del adolescente:______________________________
NOMBRE(S) APELLIDO PATERNO APELLIDO MATERNO

2.3 CURP:______________________________

2.4 Fecha de nacimiento: ______________
Día / Mes / Año

2.5 Sexo: **M** **F** Marco con una X, **M** si es masculino **F** si es femenino

3.– CARACTERÍSTICAS DE LA VIVIENDA

1.- ¿De qué material es la mayor parte del techo de su vivienda?, solo un código.

1.- Material de desecho ☐
2.- Lámina de cartón ☐
3.- Lámina metálica ☐
4.- Lámina de asbesto ☐
5.- Palma o paja ☐
6.- Madera o tejamanil ☐
7.- Terrado con viguería ☐
8.- Teja ☐
9.- Losa de concreto o viguetas con bovedilla ☐

2.- ¿De qué material es la mayor parte de las paredes o muros de su vivienda?, solo un código.

1.- Material de desecho ☐
2.- Lámina de cartón ☐
3.- Lámina de asbesto o metálica ☐
4.- Carrizo, bambú o palma ☐
5.- Embarro, bajareque o paja ☐
6.- Madera ☐
7.- Adobe ☐
8.- Tabique, ladrillo, *block*, piedra, cantera, cemento o concreto ☐

3.- ¿De qué material es la mayor parte del piso de su vivienda?

1.– Tierra ☐
2.– Cemento o firme ☐
3.- Madera, mosaico u otro ☐

4.- **¿Cuántos cuartos se usan para dormir sin contar pasillos ni baños?**

1.- Anote el número ☐☐

5.- En total, ¿cuántos cuartos tiene esta vivienda (no cuente pasillos ni baños)?

1.- Anote el número ☐☐

6.- ¿Cuántas personas duermen habitualmente en la vivienda?

1.- Anote el número ☐☐

7.– Observar o preguntar si en la vivienda hay: (1=SÍ, 2=NO)

(admite más de una respuesta)

1.– Ventilación ☐
2.– Animales adentro ☐
3.– Energía eléctrica ☐
4.– Cocina separada ☐

(Si en la opción 4 la respuesta es 2 pase a la pregunta 9, si la respuesta es 1 pase a la pregunta 8)

8.– Entonces, ¿cocinan los alimentos... (Leer y selecciona un solo rectángulo)

1.– en un pasillo o corredor? ☐
2.– en un tejaban o techito? ☐
3.– al aire libre? ☐
} Pasa a la 10

4.– ¿No cocinan en esta vivienda? ☐ Pasa a la 12

9.– ¿En el cuarto donde cocinan, también duermen?

(1=SÍ, 2=NO) ☐

Continuar...

10.- ¿El combustible que más usan para cocinar es…

Lee y cruza un código

1.– leña?
2.– carbón?
3.- gas de cilindro o estacionario?
4.- gas natural o de tubería?
5.– electricidad?
6.- ¿Otro combustible?
7.- ¿No cocinan? Pasa a la 12

11.- ¿Qué tipo de estufa utilizan para cocinar o calentar alimentos? Lee y cruza un código

1.– Estufa o parrilla de gas
2.– Estufa o parrilla eléctrica
3.- Fuego abierto u horno sin chimenea ni campana
4.- Fuego abierto u horno con chimenea o campana
5.– Horno cerrado con chimenea
6.- Otro (especifica)
7.- ___________________________

12.– ¿Esta vivienda tiene agua entubada… (Leer y selecciona un solo rectángulo)

1.– dentro de la vivienda?
2.– solo en el terreno?
3.– ¿No tiene agua entubada? Pasa a la 14

13.– ¿El agua entubada que llega a su vivienda viene… (Leer y selecciona un solo rectángulo)

1.– del servicio público de agua?
2.– de un pozo?
3.– de una pipa?
4.– de otra vivienda?
5.– de otro lugar?
6.– ___________________ Especifica

Pasa a la 15

14.– Entonces, ¿el agua que usan en esta vivienda…(Leer y selecciona un solo rectángulo)

1.– la sacan o acarrean de un pozo?
2.– la acarrean de una toma o llave comunitaria?
3.– la traen de otra vivienda?
4.– la trae una pipa?
5.– la acarrean de un río, arroyo o lago?
6.– la captan de la lluvia?

15.– ¿Cómo es la disposición de excretas en la vivienda? (Leer y selecciona un solo rectángulo)

1.– Drenaje de la red pública
2.– Fosa séptica o tanque séptico (biodigestor)
3.– Tubería que va a dar a una barranca o grieta
4.– Tubería que va a dar a un río, lago o mar?
5.– Fecalismo a ras de suelo

16.– **¿Cuántos baños tiene esta vivienda con excusado y regadera?**

1.- Anote el número

18.– ¿Este servicio sanitario lo comparten con otra vivienda?

Cruza un código

1.– Sí
2.– No

17.– ¿El servicio sanitario…

Lee y cruza un código

1.– tiene descarga directa de agua?
2.– le echan agua con cubeta?
3.– no se le puede echar agua?

19.– ¿La basura de esta vivienda…

(Leer y selecciona la opción más frecuente)

1.– la recoge un camión o carrito de basura?
2.– la tiran en el basurero público?
3.– la tiran en un contenedor o depósito?
4.– la queman?
5.– La entierran?
6.– la tiran en un terreno baldío o calle?
7.– la tiran a la barranca o grieta?
8.– la tiran al río, lago o presa?

20.– ¿Esta vivienda…

Lee y cruza un código

1.– es rentada?
2.– es prestada?
3.– es propia pero la están pagando?
4.– es propia?
5.– está intestada o en litigio?
6.– está en otra situación?

21.– **¿Esta hogar cuenta con…**

(1=SI, 2=NO)

1.– **Internet?**
2.– **automóvil?**
3.– **camioneta cerrada o con cabina?**
4.– **camioneta de caja?**

4.– RECURSOS PARA LA ALIMENTACIÓN FAMILIAR

1.- ¿Cuánto es el ingreso económico familiar a la semana?

$___________________________

2.- ¿Cuánto gasta la familia a la semana en alimentos?

$___________________________

3.– ¿La familia, o alguno de sus miembros reciben algún tipo de ayuda alimentaria en el ultimo mes?

Cruza un código

1.– Sí
2.– No Pasa a la 5

4.- ¿Cuáles?

1.– Despensas del DIF
2.– Despensas de alguna ONG
3.– Desayunos escolares fríos
4.– Desayunos escolares calientes
5.– Comedor comunitario
6.- Leche LICONSA
7.– Otro ___________________ Especifica

Continuar...

5.– ¿A lo largo de la vida de (nombre del adolescente) recibió algún tipo de ayuda alimentaria?

Cruza un código 1.– Si ☐ 2.– No ☐ Pasa a la 7

6.- ¿Cuál?

1.– Despensas del DIF ☐
2.– Despensas de alguna ONG ☐
3.– Desayunos escolares fríos ☐
4.– Desayunos escolares calientes ☐
5.– Comedor comunitario ☐
6.- Leche LICONSA ☐
7.– Oportunidades ☐
8.– Prospera ☐
9.– Progresa ☐
10.– Otro ____________ Especifica

7.– ¿Cría animales para la alimentación?

Cruza un código 1.– Si ☐ 2.– No ☐ Pasa a la 8

7.2.- ¿De que tipo?	7.3.– Autoconsumo	7.4.– Venta	7.5.– Ambos
1.– Ganado menor	☐	☐	☐
2.– Ganado mayor	☐	☐	☐
3.– Otro________	☐	☐	☐

8.– ¿Cultiva alimentos?

Cruza un código 1.– Si ☐ 2.– No ☐ Pasa a la sección 5

8.2.- ¿De que tipo?	8.3.– Autoconsumo	8.4.– Venta	8.5.– Ambos
1.– Frutales	☐	☐	☐
2.– Hortalizas	☐	☐	☐
3.– Granos básicos	☐	☐	☐

5.– DATOS GENERALES DE LOS PADRES Y ADOLESCENTE

1.- Mamá del adolescente

1. Edad:________ (Años cumplidos) 2. Número de hijos:______ (Nacidos vivos) 3. Estado Civil:______________ 4. Idioma:________________ (1= Indígena, 2= Español, 3= Bilingüe)

5. Seguridad Social:______________ (¿Cómo se llama?) 6. **¿Hasta qué año o grado aprobó (NOMBRE) en la escuela?**:________ (Terminada)

2. Papá del adolescente

1. Edad:__________ (Años cumplidos) 2. Estado Civil:_______ 3. Idioma:___________ (1= Indígena, 2= Español, 3= Bilingüe) 4. Seguridad Social:______________ (¿Cómo se llama?)

5. **¿Hasta qué año o grado aprobó (NOMBRE) en la escuela?**:____________________ (Terminada)

3.- Adolescente

1. Edad:__________ (Años cumplidos) 2. Número de hijos:______ (Nacidos vivos) 3. Estado Civil:______________ 4. Idioma:________________ (1= Indígena, 2= Español, 3= Bilingüe)

5. Seguridad Social:______________ (¿Cómo se llama?) 6. ¿Estado fisiológico?:_______ (1. Embarazada, 2 Dando pecho y 3. Ambos)

7. **¿Hasta qué año o grado aprobó (NOMBRE) en la escuela?**:____________________

8. **¿Quién es el jefe de familia en el hogar?**: Papá _____ o Mamá ___ (Marca con una **X**)

9. **De todas las personas de más de 14 años que viven en el hogar, ¿cuántas trabajaron en el último mes?**:__________

6.– INFORMACIÓN POSTNATAL DEL ADOLESCENTE

1. El adolescente tuvo un tiempo de gestación:________ Meses 2. Peso al nacer:___________ (Kg)

1.– **Normal** 38 a 42 semanas, 2.– **Prematuro** menos de 37 semanas y 3.– **Posmaduro** más de 42 semanas.

3.– ¿Fue alimentado al seno materno? Cruza un código 1.– Si ☐ 2.– No ☐

4. ¿Durante cuantos meses?:_____

5.– ¿Fue alimentado regularmente con leche en biberón los primeros 12 meses? Cruza un código 1.– Si ☐ 2.– No ☐

6. Si la respuesta anterior fue SI ¿A que edad inicio?:_____ Meses

7. ¿A que edad recibió por primera vez otro alimento distinto a la leche materna?:_____ Meses

8.– ¿Durante los primeros 6 meses de vida sólo fue alimentado al seno materno? Cruza un código 1.– Si ☐ 2.– No ☐

Continuar...

9. ¿Cuáles son los alimentos solidos con que inicio la alimentación complementaria?: ____

(Por lo menos menciona tres alimentos)

10. ¿A qué edad probo el refresco por primera vez?:____________________ Meses

7.– ANTROPOMETRÍA

1 Adolescente

1 Peso:______________ Kilogramos

2 Talla:______________ Centímetros

3 Talla sentado:______________ Centímetros

4 Circunferencia de cintura:______________ Centímetros

2 Mamá del adolescente

1 Peso:______________ Kilogramos

2 Talla:______________ Centímetros

3 Talla sentado:______________ Centímetros

4 Circunferencia de cintura:______________ Centímetros

3 Papá del adolescente

1 Peso:______________ Kilogramos

2 Talla:______________ Centímetros

3 Talla sentado:______________ Centímetros

4 Circunferencia de cintura:______________ Centímetros

CONFIDENCIALIDAD

Conforme a las disposiciones del **Artículo 37, párrafo primero de la Ley del Sistema Nacional de Información Estadística y Geográfica** en vigor: "Los datos que proporcionen para fines estadísticos los Informantes del Sistema a las Unidades en términos de la presente Ley, serán estrictamente confidenciales y bajo ninguna circunstancia podrán utilizarse para otro fin que no sea el estadístico."

OBLIGATORIEDAD

De acuerdo con el **Artículo 45, párrafo primero, de la Ley del Sistema Nacional de Información Estadística y Geográfica** en vigor: "Los informantes del Sistema estarán obligados a proporcionar, con veracidad y oportunidad, los datos e informes que les soliciten las autoridades competentes para fines estadísticos, censales y geográficos, y prestarán apoyo a las mismas".

RESPETO A LAS PERSONAS

De acuerdo al Artículo 13, párrafo primero del Reglamento de la Ley General de Salud en materia de Investigación para la Salud, en vigor; "En toda investigación en la que el ser humano sea sujeto de estudio, deberán prevalecer el criterio del respeto a su dignidad y la protección a sus derechos y bienestar".

3.5.2 Carta de consentimiento informado

UNICLA

CARTA DE CONSENTIMIENTO INFORMADO

Buenos días/tardes/ Estimado(a) Tutores (a):

Somos alumnos y colaboradores de la Universidad Contemporánea de las Américas del doctorado en Salud Pública.

Te hacemos una cordial invitación a participar como voluntario en el estudio de investigación que tiene como objetivo general: "Evaluar el estado de nutrición en la edad adolescente y compararlo con el estado de nutrición que presentaban en edad preescolar en población de localidades rurales del Estado de México".

Para llevar a cabo los objetivos del estudio es necesario que nos permitas realizar los siguientes procedimientos:

1. La aplicación de una encuesta que está dividida en los siguientes apartados: datos de identificación, identificación del adolescente, características de la vivienda, recursos para la alimentación familiar, datos generales de los padres y adolescentes, Información postnatal del adolescente y antropometría.
2. La toma de peso, talla, talla sentado y circunferencia de cintura del adolescente, así como del papá y mamá del adolescente.

La encuesta es fácil y rápida de aplicar, sin embargo, usted puede suspender la entrevista o la toma de medidas antropométricas en el caso de que no quieras continuar.

Los beneficios que obtendrás al aceptar participar en el estudio serán: conocer su estado de nutrición, así como su peso, talla, talla sentado y circunferencia de cintura.

Todos los datos que fueron recabados a través de este estudio tienen mi consentimiento para ser usados solo para fines estadísticos e investigación

Su participación en este estudio es absolutamente voluntaria. Tú tienes la libertad de decidir si participas o no en el estudio.

Agradecemos tu atención su amable participación.

Nombre y firma del tutor: ______________________________

Municipio ________________ Localidad ____________________

Fecha: a ________ de ________________ 2022.

Si aceptas participar, te pido que por favor pongas una **(✓)** en el cuadrito de abajo que dice "Sí quiero participar" y escribe tu nombre.

Si no quieres participar, no pongas ninguna **(✓)**, ni escribas tu nombre.

☐ Sí quiero participar

Nombre: ____

Nombre y firma de la persona que obtiene el asentimiento

3.5.3 Carta de asentamiento informado

UNICLA

CARTA DE ASENTIMIENTO INFORMADO

Asociación entre el estado de nutrición en preescolares y la adolescencia en localidades rurales del Estado de México, 2002 - 2022

El objetivo general: "Evaluar el estado de nutrición en la edad adolescente y compararlo con el estado de nutrición que presentaban en edad preescolar en población de localidades rurales del Estado de México".

Para llevar a cabo los objetivos del estudio es necesario que nos permitas realizar los siguientes procedimientos:

1. La aplicación de una encuesta que está dividida en los siguientes apartados: datos de identificación, identificación del adolescente, características de la vivienda, recursos para la alimentación familiar, datos generales de los padres y adolescentes, Información postnatal del adolescente y antropometría.
2. La toma de peso, talla, talla sentado y circunferencia de cintura del adolescente, así como del papá y mamá del adolescente.

Hola mi nombre es ______________________________ y estudio o colaboro en la Universidad Contemporánea de las Américas en el doctorado en Salud Pública. Actualmente se está realizando un estudio para conocer acerca de **la asociación entre el estado de nutrición en preescolares y la adolescencia,** y para ello queremos pedirte que nos apoyes.

Tu participación en el estudio consistiría en responder una encuesta con ayuda de tu tutor o responsable, así como la toma de medidas de peso, talla, talla sentado y circunferencia de cintura.

Tu participación en el estudio es voluntaria, es decir, aun cuando tus papá o mamá hayan dicho que puedes participar, si tú no quieres hacerlo puedes decir que no. Es tu decisión si participas o no en el estudio. También es importante que sepas que, si en un momento dado ya no quieres continuar en el estudio, no habrá ningún problema, o si no quieres responder a alguna pregunta en particular, tampoco habrá problema.

Toda la información que nos proporciones/ las mediciones que realicemos nos ayudarán a conocer si existe una asociación entre el estado de nutrición en preescolares y la adolescencia.

Esta información será confidencial. Esto quiere decir que no diremos a nadie tus respuestas (O RESULTADOS DE MEDICIONES), sólo lo sabrán las personas que forman parte del equipo de este estudio y tus padres.

3.5.4 Operacionalización de variables

Variable	**Tipo de variable**	**Definición conceptual**	**Dimensiones**	**Indicadores**
Estado de nutrición por antropometría del adolescente	Dependiente	Mediante los indicadores antropométricos índice de masa corporal para la edad **(IMC/Edad)** es posible diagnosticar el estado de nutrición si tiene peso bajo, peso normal, sobrepeso u obesidad. Indicador talla para la edad **(T/E)** si tiene baja talla, talla normal o es alto para su edad. **Índice cintura talla** indicador de riesgo cardiovascular en adolescentes, categorizarlos en aceptable o elevado. Índice esquelético o de Manouvrier **(I.E.)** relaciona la longitud del tronco con la longitud de la extremidad inferior, medida ésta como la diferencia entre la estatura y la talla sentado. La división de los individuos según su índice esquelético es: Baraquisquélico, Mesosquélico y Macrosquélico.	1.- Talla 2.- Peso 3.- Circunferencia de cintura 4.- Talla sentado	1.- IMC 2.- IMC/E 3.- Índice cintura talla 4.- I.E.

Variable	Tipo de variable	Definición conceptual	Dimensiones	Indicadores
Estado de nutrición por antropometría en la etapa preescolar	Independiente	Mediante los indicadores antropométricos índice de masa corporal para la edad (IMC/Edad) es posible diagnosticar el estado de nutrición si tiene peso bajo, peso normal, sobrepeso u obesidad; y mediante el indicador talla para la edad (T/E) si tiene baja talla, talla normal o es alto para su edad.	1.- Talla 2.- Peso 3.- Edad	1.- Talla para la edad 2.- Peso para la edad
Índice socioeconómico	Independiente	Es el conjunto de variables económicas, sociológicas, educativas y laborales por las que se califica a un individuo o un colectivo dentro de una jerarquía social.	Nivel socioeconómico de la AMAI 2022, en función de 6 variables que integran el modelo	1.- Alta 2.- Media Alta 3.- Media 4.- Media Baja 5.- Baja Superior 6.- Baja Inferior 7.- Marginal

Variable	Tipo de variable	Definición conceptual	Dimensiones	Indicadores
Peso al nacer del adolescente	Independiente	El peso al nacer es el peso que le toman inmediatamente después de haber nacido. Un bajo peso se considera al que pesa menos de 2.5 kg y un peso alto es cuando es más de 4 kg	1.- < 2.500 Kg 2.- => 2.500 Kg 3.- No sabe o no recuerda	1.- Bajo peso al nacer 2.- Normal 3.- No sabe o no recuerda
Talla de los padres	Independiente	La talla representa la suma de longitud de los segmentos y subsegmentos corporales, puede utilizarse como punto de referencia al analizar la proporcionalidad del cuerpo.	1.- Talla 2.- Talla sentado	1.- Talla total 2.-Extremidades inferiores
Edad de los padres	Independiente	Tiempo que ha vivido una persona u otro ser vivo contando desde su nacimiento	1.- Edad en años cumplidos	1.- <30 2.- 30-39 3.- 40-49 4.- >50

Variable	Tipo de variable	Definición conceptual	Dimensiones	Indicadores
Estado civil de los padres	Independiente	Se entiende por estado civil a la condición particular que caracteriza a una persona en lo que hace a sus vínculos personales con individuos de otro sexo o de su mismo sexo, con quien creará lazos que serán reconocidos jurídicamente aunque el mismo no sea un pariente o familiar directo.	1.- Soltero 2.- Casado 3.- Divorciado 4.- Unión libre 5.- Viudo	1.- Con pareja 2.- Sin pareja
Estado civil del adolescente	Independiente	Se entiende por estado civil a la condición particular que caracteriza a una persona en lo que hace a sus vínculos personales con individuos de otro sexo o de su mismo sexo, con quien creará lazos que serán reconocidos jurídicamente aunque el mismo no sea un pariente o familiar directo.	1.- Soltero 2.- Casado 3.- Divorciado 4.- Unión libre 5.- Viudo	1.- Con pareja 2.- Sin pareja

Variable	Tipo de variable	Definición conceptual	Dimensiones	Indicadores
Escolaridad de los padres	Independiente	Período de tiempo que una persona asiste a la escuela para estudiar y aprender, especialmente el tiempo que dura la enseñanza obligatoria.	1.- Analfabeta 2.- Sabe leer y escribir 3.- Primaria incompleta 4.- Primaria completa 5.- Secundaria completa 6.- Bachillerato o equivalente completo 7.- Carrera técnica 8.- Estudios profesionales	1.- Sin instrucción 2.- Preescolar 3.- Primaria incompleta 4.- Primaria completa 5.- Secundaria incompleta 6.- Secundaria completa 7.- Preparatoria incompleta 8.- Preparatoria completa 9.- Licenciatura incompleta 10.- Licenciatura completa 11.- Posgrado
Escolaridad del adolescente	Independiente	Período de tiempo que una persona asiste a la escuela para estudiar y aprender, especialmente el tiempo que dura la enseñanza obligatoria.	1.- Analfabeta 2.- Sabe leer y escribir 3.- Primaria incompleta 4.- Primaria completa 5.- Secundaria completa 6.- Bachillerato o equivalente completo 7.- Carrera técnica 8.- Estudios profesionales	1.- Analfabeta 2.- Alfabeta 3.- Básica 4.- Media 5.- Superior o más

Variable	Tipo de variable	Definición conceptual	Dimensiones	Indicadores
Seguridad Social	Independiente	La protección que una sociedad proporciona a los individuos y los hogares para asegurar el acceso a la asistencia médica y **seguridad** de ingreso	1.- IMSS 2.- ISSSTE 3.- PEMEX 4.- SEDENA 5.- SEMAR 6.- Seguro Privado 7.- Otra Institución 8.- Sin Seguridad 9.- No Sabe	1.- IMSS - ISSSTE 2.- Otro 3.- Sin seguridad
Número de hijos	Independiente	Es la cantidad de hijos nacidos vivos	Número de hijos nacidos vivos	1.- Hijo Único 2.- Dos hijos 3.- mayor o igual a tres hijos
Idioma	Independiente	Es un sistema de comunicación verbal o gestual, propia de una sociedad humana	1.- Español 2.- Mazahua 3.- Otra lengua local	1.- Indígena 2.- Español 3.- Bilingüe

Dr. Marco Antonio Quiroz Aguilar

Licenciado en Nutrición por la Universidad Autónoma Metropolitana, Maestría en Nutrición, Salud y Dietética por la Universidad Autónoma del Estado de Morelos y un doctorado en Salud Pública por la UNICLA. Actualmente investigador A del Instituto Nacional de Ciencias Médicas y Nutrición Salvador Zubirán y profesor de la Universidad Autónoma de Guerrero campus Zona Norte.

Dr. Fernando Axiel Rodríguez Filio

Licenciado en Nutrición, Maestro en Nutrición, Salud y Dietética con especialidad en Desarrollo Comunal y Social y Doctor en Salud Pública. Fue coordinador de Programas Integrales de nutrición en los estados de Guerrero, Chiapas y Oaxaca. Coordinó proyectos y algunas encuestas estatales y nacionales. Fue docente-investigador y coordinador de la licenciatura en nutrición en Guerrero. Actualmente es director operativo en la consultoría Nutriendo ConCiencia.

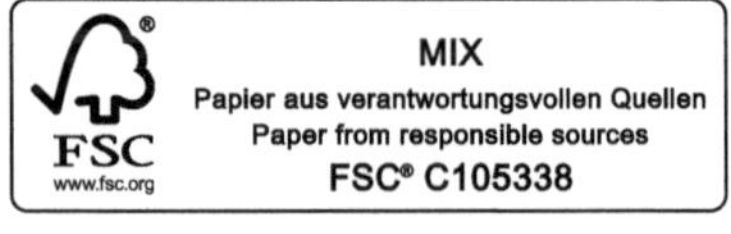

Printed by Books on Demand GmbH, Norderstedt / Germany